Data	Ora	Sistolica (Massima)	Diastolica (Minima)	Commento:

Data	Ora	Sistolica (Massima)	Diastolica (Minima)	Commento:

Data	Ora	Sistolica (Massima)	Diastolica (Minima)	Commento:

Data	Ora	Sistolica (Massima)	Diastolica (Minima)	Commento:

Data	Ora	Sistolica (Massima)	Diastolica (Minima)	Commento:

Data	Ora	Sistolica (Massima)	Diastolica (Minima)	Commento:

Data	Ora	Sistolica (Massima)	Diastolica (Minima)	Commento:

Data	Ora	Sistolica (Massima)	Diastolica (Minima)	Commento:

Data	Ora	Sistolica (Massima)	Diastolica (Minima)	Commento:

Data	Ora	Sistolica (Massima)	Diastolica (Minima)	Commento:

Data	Ora	Sistolica (Massima)	Diastolica (Minima)	Commento:

Data	Ora	Sistolica (Massima)	Diastolica (Minima)	Commento:

Data	Ora	Sistolica (Massima)	Diastolica (Minima)	Commento:

Data	Ora	Sistolica (Massima)	Diastolica (Minima)	Commento:

Data	Ora	Sistolica (Massima)	Diastolica (Minima)	Commento:

Data	Ora	Sistolica (Massima)	Diastolica (Minima)	Commento:

Data	Ora	Sistolica (Massima)	Diastolica (Minima)	Commento:

Data	Ora	Sistolica (Massima)	Diastolica (Minima)	Commento:

Data	Ora	Sistolica (Massima)	Diastolica (Minima)	Commento:

Data	Ora	Sistolica (Massima)	Diastolica (Minima)	Commento:

Data	Ora	Sistolica (Massima)	Diastolica (Minima)	Commento:

Data	Ora	Sistolica (Massima)	Diastolica (Minima)	Commento:

Data	Ora	Sistolica (Massima)	Diastolica (Minima)	Commento:

Data	Ora	Sistolica (Massima)	Diastolica (Minima)	Commento:

Data	Ora	Sistolica (Massima)	Diastolica (Minima)	Commento:

Data	Ora	Sistolica (Massima)	Diastolica (Minima)	Commento:

Data	Ora	Sistolica (Massima)	Diastolica (Minima)	Commento:

Data	Ora	Sistolica (Massima)	Diastolica (Minima)	Commento:

Data	Ora	Sistolica (Massima)	Diastolica (Minima)	Commento:

Data	Ora	Sistolica (Massima)	Diastolica (Minima)	Commento:

Data	Ora	Sistolica (Massima)	Diastolica (Minima)	Commento:

Data	Ora	Sistolica (Massima)	Diastolica (Minima)	Commento:

Data	Ora	Sistolica (Massima)	Diastolica (Minima)	Commento:

Data	Ora	Sistolica (Massima)	Diastolica (Minima)	Commento:

Data	Ora	Sistolica (Massima)	Diastolica (Minima)	Commento:

Data	Ora	Sistolica (Massima)	Diastolica (Minima)	Commento:

Data	Ora	Sistolica (Massima)	Diastolica (Minima)	Commento:

Data	Ora	Sistolica (Massima)	Diastolica (Minima)	Commento:

Data	Ora	Sistolica (Massima)	Diastolica (Minima)	Commento:

Data	Ora	Sistolica (Massima)	Diastolica (Minima)	Commento:

Data	Ora	Sistolica (Massima)	Diastolica (Minima)	Commento:

Data	Ora	Sistolica (Massima)	Diastolica (Minima)	Commento:

Data	Ora	Sistolica (Massima)	Diastolica (Minima)	Commento:

Data	Ora	Sistolica (Massima)	Diastolica (Minima)	Commento:

Data	Ora	Sistolica (Massima)	Diastolica (Minima)	Commento:

Data	Ora	Sistolica (Massima)	Diastolica (Minima)	Commento:

Data	Ora	Sistolica (Massima)	Diastolica (Minima)	Commento:

Data	Ora	Sistolica (Massima)	Diastolica (Minima)	Commento:

Data	Ora	Sistolica (Massima)	Diastolica (Minima)	Commento:

Data	Ora	Sistolica (Massima)	Diastolica (Minima)	Commento:

Data	Ora	Sistolica (Massima)	Diastolica (Minima)	Commento:

Data	Ora	Sistolica (Massima)	Diastolica (Minima)	Commento:

Data	Ora	Sistolica (Massima)	Diastolica (Minima)	Commento:

Data	Ora	Sistolica (Massima)	Diastolica (Minima)	Commento:

Data	Ora	Sistolica (Massima)	Diastolica (Minima)	Commento:

Data	Ora	Sistolica (Massima)	Diastolica (Minima)	Commento:

Data	Ora	Sistolica (Massima)	Diastolica (Minima)	Commento:

Data	Ora	Sistolica (Massima)	Diastolica (Minima)	Commento:

Data	Ora	Sistolica (Massima)	Diastolica (Minima)	Commento:

Data	Ora	Sistolica (Massima)	Diastolica (Minima)	Commento:

Data	Ora	Sistolica (Massima)	Diastolica (Minima)	Commento:

Data	Ora	Sistolica (Massima)	Diastolica (Minima)	Commento:

Data	Ora	Sistolica (Massima)	Diastolica (Minima)	Commento:

Data	Ora	Sistolica (Massima)	Diastolica (Minima)	Commento:

Data	Ora	Sistolica (Massima)	Diastolica (Minima)	Commento:

Data	Ora	Sistolica (Massima)	Diastolica (Minima)	Commento:

Data	Ora	Sistolica (Massima)	Diastolica (Minima)	Commento:

Data	Ora	Sistolica (Massima)	Diastolica (Minima)	Commento:

Data	Ora	Sistolica (Massima)	Diastolica (Minima)	Commento:

Data	Ora	Sistolica (Massima)	Diastolica (Minima)	Commento:

Data	Ora	Sistolica (Massima)	Diastolica (Minima)	Commento:

Data	Ora	Sistolica (Massima)	Diastolica (Minima)	Commento:

Data	Ora	Sistolica (Massima)	Diastolica (Minima)	Commento:

Data	Ora	Sistolica (Massima)	Diastolica (Minima)	Commento:

Data	Ora	Sistolica (Massima)	Diastolica (Minima)	Commento:

Data	Ora	Sistolica (Massima)	Diastolica (Minima)	Commento:

Data	Ora	Sistolica (Massima)	Diastolica (Minima)	Commento:

Data	Ora	Sistolica (Massima)	Diastolica (Minima)	Commento:

Data	Ora	Sistolica (Massima)	Diastolica (Minima)	Commento:

Data	Ora	Sistolica (Massima)	Diastolica (Minima)	Commento:

Data	Ora	Sistolica (Massima)	Diastolica (Minima)	Commento:

Data	Ora	Sistolica (Massima)	Diastolica (Minima)	Commento:

Data	Ora	Sistolica (Massima)	Diastolica (Minima)	Commento:

Data	Ora	Sistolica (Massima)	Diastolica (Minima)	Commento:

Data	Ora	Sistolica (Massima)	Diastolica (Minima)	Commento:

Data	Ora	Sistolica (Massima)	Diastolica (Minima)	Commento:

Data	Ora	Sistolica (Massima)	Diastolica (Minima)	Commento:

Data	Ora	Sistolica (Massima)	Diastolica (Minima)	Commento:

Data	Ora	Sistolica (Massima)	Diastolica (Minima)	Commento:

Data	Ora	Sistolica (Massima)	Diastolica (Minima)	Commento:

Data	Ora	Sistolica (Massima)	Diastolica (Minima)	Commento:

Data	Ora	Sistolica (Massima)	Diastolica (Minima)	Commento:

Data	Ora	Sistolica (Massima)	Diastolica (Minima)	Commento:

Data	Ora	Sistolica (Massima)	Diastolica (Minima)	Commento:

Data	Ora	Sistolica (Massima)	Diastolica (Minima)	Commento:

Data	Ora	Sistolica (Massima)	Diastolica (Minima)	Commento:

Data	Ora	Sistolica (Massima)	Diastolica (Minima)	Commento:

Data	Ora	Sistolica (Massima)	Diastolica (Minima)	Commento:

Data	Ora	Sistolica (Massima)	Diastolica (Minima)	Commento:

Data	Ora	Sistolica (Massima)	Diastolica (Minima)	Commento: